Inhaltsverzeichnis

Ein bekannter Arzt hat einmal gesagt, wenn wir die ersten Jahrzehnte dieses Jahrhunderts als die Jahre der „Angst" bezeichnen, dann müssen wir die letzten Jahrzehnte als Jahre der „Depression" ansehen. Die Depression ist *die* Zeitkrankheit, die am weitesten verbreitete seelische Schwierigkeit der heutigen Menschen in den Industrieländern.

Die Stimmung eines jeden Menschen schwankt, sie wird einmal besser, einmal schlechter. Bliebe sie immer gleich, wäre unser Leben recht eintönig und stumpfsinnig. So erleben wir „gute" und „schlechte", fröhliche und traurige Tage.

Niedergedrückt sein und leichtere Verstimmungen sind daher jedem von uns bekannt. Wir wissen meist damit umzugehen und damit fertig zu werden. Solche depressiven Stimmungen verschwinden im allgemeinen ziemlich rasch wieder. Gehen unsere Stimmungstiefs so weit, daß die „schlechten" Tage fast unerträglich, immer häufiger werden und länger als gewöhnlich andauern, dann sollten wir etwas dagegen unternehmen. Wir brauchen sogar Hilfe.

Die Depression, die seelische Bedrücktheit, erfaßt das gesamte Leben. Es ist deshalb lebenswichtig, etwas darüber zu wissen.

Unser körperliches Wohlbefinden, unsere Gefühle, unser Lebenswille und unsere Arbeitskraft sind davon unmittelbar betroffen.

Das gleiche gilt für unsere Familie, unsere Kinder, den Ehegatten, Partner und unsere Freunde.

Diese Broschüre möchte Ihnen helfen zu verstehen:

- Was ist eine Depression?
- Was steckt dahinter?
- Wie kann man sich davor schützen?
- Was sollten Angehörige beherzigen?

Was ist eine Depression?

„Ich fühle mich so niedergeschlagen."
„Ich kann mich zu nichts aufraffen."
„Nichts macht mir mehr Spaß."
„Ich komme mir vor, als wenn mir der Sprit ausgegangen wäre."
„Ich könnte fortwährend losheulen."
„Alles ist gegen mich."
„Mir gelingt auch überhaupt nichts."
„Am liebsten würde ich den ganzen Tag im Bett bleiben."
„Was ich sonst mit der linken Hand erledigte, schaffe ich jetzt kaum mehr."
„Ich empfinde alles so kalt um mich herum."

Diese Äußerungen sind typisch für Menschen, die sehr niedergeschlagen sind. Sie zeigen, was hinter dem Wort „Depression" steckt und was seit Jahrtausenden immer wieder beschrieben wurde. Im Alten Testament, in den Schriften der Ägypter, bei den alten Griechen, überall finden sich Zeugnisse des Leidens depressiver Menschen. Es ist ein höchst unangenehmes, belastendes Gefühl, eine

4

Stimmung der Traurigkeit, der Niedergeschlagenheit und des Unglücklichseins. Depressive Menschen leiden, sie sind verstimmt, schwermütig, ängstlich, enttäuscht und hoffnungslos. Außergewöhnlich stark gedrückte Stimmungen kennen wir fast alle. Sie treten meistens auf, wenn wir von jemandem enttäuscht oder verletzt wurden, oder wenn wir einen lieben Menschen verloren haben. Wir sind traurig für einige Zeit. Depressive Stimmungen dieser Art sind oft ganz normale Reaktionen auf äußere Ereignisse und belastende Erfahrungen. Trotzdem sind sie unangenehm oder sogar schmerzlich.

Es gibt manche, die behaupten, daß ohne diese niedergedrückte Stimmungen viele herrliche Kunstwerke der Literatur, Musik und Malerei niemals entstanden wären. Wir wären ohne das Gefühl von Trauer arm. Trauer und Niedergeschlagenheit sind also eine Erfahrung, die zum Menschsein dazugehören.

Es gibt jedoch Menschen, bei denen die depressiven Gefühle so stark und andersartig sind, daß es sich nicht mehr um eine „normale" Stimmungsschwankung handelt. Durch die Depression sind diese Menschen wie gelähmt. Sie fühlen sich unfähig, wertlos, irgendwie schuldig, krank, arbeitsunfähig und schwach. Bei ihnen ist durch die Depression nicht nur die Stimmung gedrückt, sondern der ganze Körper, ihre Konzentration, ihre Arbeitsfähigkeit, ja ihr ganzes Leben beeinträchtigt. Gefühle und Empfindungen können einem sogar ganz fremd wirken.

Bei manchen Depressionen ist es oft nicht möglich, einen Grund für die Verstimmung ausfindig zu machen. Wie aus heiterem Himmel scheint die Depression hereingebrochen zu sein. Andere Depressionen entwickeln sich langsam. Viele sind leichte und mittelschwere Erkrankungen. Doch einige müssen in der Klinik behandelt werden, weil sie zu heftig und zu tief sind.

Fast immer sind die Gefühle des (betroffenen) Menschen gegenüber Mitmenschen, Aufgaben und Umwelt verändert. Viele Menschen fühlen sich dann unwohl oder klagen nur über Schmerzen in ihrem Körper. Sie wissen nicht, daß sich dahinter vielleicht eine Depression verbergen kann. Die Depression kann sich in vielen Beschwerden bemerkbar machen. Es ist daher oft nicht leicht, sie zu entdecken.

Woran erkennt man eine Depression?

Niedergeschlagenheit, Trübsinnige Stimmung

Menschen mit einer Depression leiden. Die Depression tut weh. Alles scheint plötzlich irgendwie verändert, völlig anders als früher, fast fremd. Traurige, schwunglose, einsame trübsinnige, ängstliche, gereizte, unglückliche Stimmungen kennzeichnen das Bild. Depressive Menschen möchten oft einfach losweinen, doch es kann auch passieren, daß sie einfach nicht mehr weinen können. Sie fühlen sich wie leer und ausgebrannt.

Schwunglosigkeit, Lustlosigkeit, Gleichgültigkeit

Schier unüberwindliche Interesselosigkeit tritt auf. Depressive Menschen müssen sich zu allem zwingen. Sie haben keine Lust mehr, irgend etwas zu tun. Sie gehen kaum mehr spazieren, besuchen keine Freunde mehr und laden sie nicht mehr ein. Es reizt sie nichts mehr. Kaum etwas macht ihnen noch Spaß. Alles fällt ihnen unsagbar schwer. Viele Menschen legen während ihrer Depression keinen Wert mehr auf schöne Kleidung und vernachlässigen sich.

Gehetztheit, Getriebenheit

Andere depressive Menschen plagt eine innere Getriebenheit und Ruhelosigkeit. Sie gehen von einer Arbeit zur anderen, von einer Aufgabe zur anderen, von einer Beschäftigung zur anderen, ohne etwas zu Ende führen zu können. Sie sind ziellos geschäftig, und es kommt praktisch nichts dabei heraus.

Mangelndes Selbstvertrauen

Typisch ist, daß depressive Menschen sich selbst sehr schlecht beurteilen und sich oft als wertlos ansehen. Die eigenen Fähigkeiten werden unterschätzt. Versagen depressive Menschen auf einem Gebiet, glauben sie, auch ein Versager auf anderen Gebieten zu sein.

Pessimismus

Doch nicht nur sie selbst, sondern auch die anderen Mitmenschen, die Welt und vor allem die Zukunft sehen depressive Menschen schwarz in schwarz und pessimistisch. Damit ver-

	bunden ist eine tiefe Hoffnungslosigkeit.
Grübeln	Grübeln quält sie. Die Gedanken kreisen immer wieder um die gleichen Dinge, z. B. um Befürchtungen, krank zu sein, Arbeitsplatz oder Hab und Gut oder gar das Leben zu verlieren.
Schuldgefühle	Schuldgefühle plagen die Depressiven. Sie machen sich selbst Vorwürfe wegen der unterschiedlichsten Dinge, wie z. B. Zuspätkommen, Antriebslosigkeit oder einer Trennung.
Selbstmordgedanken	Nicht selten wünschen sich depressive Menschen, tot zu sein, beschäftigen sich in Gedanken mit Selbstmord und führen diesen unter Umständen auch aus.
Isolation, Einsamkeitsgefühle	Von ihren Mitmenschen fühlen sie sich unverstanden und nicht ausreichend wertgeschätzt. Ihre Freude und ihre Ausgelassenheit können sie nicht teilen und ziehen sich mehr und mehr zurück. Sie fühlen sich unter Umständen ausgestoßen und als Außenseiter.
Schlafstörungen	Depressive Menschen schlafen häufig unruhig, werden nachts wach und können oft nicht wieder einschlafen, auch wenn sie

vielleicht nur wenige Stunden geschlafen haben. Sie fühlen sich ständig müde und schlapp.

Nachlassen des sexuellen Interesses

Das Interesse und der Spaß an sexuellen Dingen schwindet. Der Partner verliert seine Anziehungskraft und Faszination, die Gefühle ihm/ihr gegenüber schwinden mehr und mehr bis auf den Nullpunkt.

Körpergewicht

Depressive Menschen haben keinen Appetit mehr, essen nur wenig, das Körpergewicht nimmt zusehends ab. Doch kann dies auch gerade umgekehrt sein. Es wird mehr gegessen und es findet eine Gewichtszunahme statt.

Körperliche Beschwerden

Klagen über Gliederschmerzen, Kraftlosigkeit, Kopfweh, Magendruck, Herzbeschwerden, Kreuz- und Schulterschmerzen gehören zum Bild der Depression. Auch andere Schmerzen können auftreten, ohne daß die betroffene Person einen wirklichen körperlichen „Schaden" hat. Dies kann man daran sehen, daß diese Beschwerden dann zurückgehen, wenn die Depression zurückgeht.

Alkohol, Rauchen, Medikamente

Der Genuß von Alkohol, Zigaretten und auch die Einnahme von Medikamenten können erheblich gesteigert sein. Nicht selten greifen depressive Menschen zur Flasche, um die seelischen Schmerzen zu lindern. Dies kann aber auf die Dauer sehr gefährlich sein und zur Abhängigkeit führen.

Gesichtsausdruck   Das Gesicht depressiver Menschen ist traurig, hoffnungslos und gequält. Bei manchen wirkt es leblos, starr, bei anderen wiederum unruhig bewegt. Es gelingt daher manchmal, eine Depression auf den „ersten Blick" zu erkennen.

All diese vielfältigen Anzeichen treten weder alle gleichzeitig noch bei allen Menschen in gleicher Form auf. Der eine leidet unter diesem mehr, der andere unter jenem. Es gibt verschiedene Formen und Erscheinungsbilder depressiver Störungen, in denen eine Depression auftreten kann.

Um eine Depression zu erkennen, ist es hilfreich, sich folgende Fragen zu stellen:

1. Kann ich mich noch freuen?

2. Fällt es mir schwer (schwerer als früher), Entscheidungen zu treffen?

3. Hat mein Interesse an den Dingen des Lebens nachgelassen?

4. Neige ich in letzter Zeit häufiger zum Grübeln?

5. Scheint mir mein Leben häufig leer und sinnlos?

10

6. Fühle ich mich müde, lustlos, ohne Schwung?

7. Schlafe ich schlecht (schlechter als früher)?

8. Habe ich oft – scheinbar grundlos – Kopfschmerzen oder Beklemmungen in der Brust?

9. Habe ich keinen Spaß mehr, mit meinem Partner sexuell zusammen zu sein?

Wenn Sie einige dieser Fragen (oder gar alle) mit „Ja!" beantwortet haben, dann ist es möglich, daß sich hinter diesen Beschwerden eine Depression verbirgt. Sie sollten dann etwas dagegen unternehmen und Hilfe bei Fachleuten (Ärzte, Psychologen) suchen.

Wie häufig sind Depressionen?

Häufiger als Sie denken! Die Weltgesundheitsorganisation schätzt, daß ungefähr 3-5 % der Weltbevölkerung an ernsten Depressionen leiden. Dies entspricht ca. 200 Millionen Menschen! 200 Millionen Menschen, die an einer der verschiedenen Formen der Depression erkrankt sind und denen durch eine Therapie geholfen werden kann.

Diese Schätzung der Weltgesundheitsorganisation bezieht sich nur auf die erkannten und von Psychiatern und anderen Ärzten behandelten depressiven Erkrankungen. Es wird angenommen, daß die weitaus größere Zahl der Depressionen unerkannt und unbehandelt bleibt. Man spricht von einem „Eisbergphänomen". Damit ist gemeint, daß der größte Teil des „Eisbergs" Depression verborgen, sozusagen unter der Oberfläche und damit unerkannt bleibt.

11

Eine Umfrage bei praktischen Ärzten ergab, daß fast alle sagten, Depressionen nähmen zu. Bereits 10 % ihrer Patienten leiden eindeutig an Depressionen. Groß angelegte Untersuchungen in der Bevölkerung ergaben darüber hinaus Hinweise, daß bis zu einem Viertel der Bevölkerung irgendwann im Verlauf des Lebens depressiv ist. Der größte Teil dieser Menschen geht wegen Depressionen nie zu einem Arzt oder Psychologen, oder der Arzt erkennt die Depression hinter den körperlichen Beschwerden nicht. Viele Depressionen bleiben also unerkannt.

Wir sehen aus diesen Zahlen, daß sehr viele Menschen an Depressionen leiden. Daß aber auch sehr viele gar nicht erkennen, daß ihr eigentliches Problem eine Depression ist. Sie wissen auch nicht, daß ihnen durch die Behandlung ihrer Depression wirkungsvoll geholfen werden kann, denn sie sind kein Einzelfall. Das richtige Erkennen der eigentlichen Schwierigkeiten und Probleme ist der wichtigste Schritt zu Hilfe und Heilung. Depression ist eine Krankheit, derer man sich nicht zu schämen braucht. Man muß sie behandeln wie jede andere Krankheit auch.

Wann besteht Selbstmordgefahr?

Depression ist manchmal lebensgefährlich, weil sie zu Selbstmord führen kann. Man rechnet, daß über 75 % der Personen, die einen Selbstmord versuchen, an schwerer Depression leiden. Außerdem finden wir bei depressiven Menschen sehr häufig Selbstmordgedanken. Die Gefahr eines Selbstmordversuches nimmt zu, wenn die Depression längere Zeit anhält und die Gedanken schwärzer und schwärzer einfärbt. Der Mensch gerät in einen Teufelskreis von Pessimismus, Selbstzweifel, Hoffnungslosigkeit und dem Gefühl der eigenen Wertlosigkeit. Oft sieht er dann keinen Ausweg mehr. Depressive Menschen glauben, daß sie „Verlierer" sind und immer sein werden. Aus der Ausweglosigkeit wächst der Wunsch, sich etwas anzutun, oft auch als letzter Hilfeschrei an die Mitmenschen. Vor allem bei Älteren nimmt die Gefahr der Selbstaufgabe zu. Wenn in der Familie oder dem engeren Bekanntenkreis ein Selbstmord vorkommt, ist die Gefahr einer Selbstmordhandlung ebenfalls erhöht. Starke Schuldgefühle, der tragische Verlust von geliebten Personen, zunehmende Vereinsamung, finanzielle Sorgen können Selbstmordhandlungen begünstigen. Die Selbstmordgefahr ist vor allem zu Beginn und beim Abklingen einer Depression erhöht. Der Grund liegt darin, daß die Stimmung noch getrübt, der Antrieb jedoch noch oder schon wieder da ist. Wenn Selbstmord droht, sollte unbedingt ein Arzt oder ein Psychologe verständigt oder aufgesucht werden. So kann häufig bedrohtes Leben gerettet werden!

Der depressive Mensch in der Familie

Durch eine Depression wird das Leben in der Familie in Mitleidenschaft gezogen. Die Depression färbt auf andere Menschen ab oder verändert ihr Verhalten. So wird die depressive Verstimmung der Mutter vielleicht dazu führen, daß die Arbeit liegenbleibt, der Haushalt vernachlässigt wird oder die Erziehung der Kinder darunter leidet. Aufmerksamkeit und Zuwendung gegenüber den Familienangehörigen lassen nach. Es entsteht der Eindruck von Gleichgültigkeit. Vielleicht erscheint die Mutter als träge, kühl und lieblos. Vielleicht verdirbt sie auch anderen den Spaß, weil sie selbst mitmachen will, aber nicht kann.

Ähnliches gilt, wenn z. B. der Familienvater an einer Depression erkrankt. Er zieht sich zurück, verkriecht sich, verliert seinen Humor oder wird gereizt, nörglerisch und ist kaum noch ansprechbar. Entscheidungen werden hinausgeschoben. Er kann anderen kaum mehr eine Freude machen, weil er selbst keine mehr empfindet.

Die Familie eines Depressiven muß viel erdulden, manchmal fast Übermenschliches. Sie reagiert auf diese Belastungen. Dies kann auf unterschiedliche Weise geschehen. Die Familie kann dem Patienten helfen, sie kann ihn aber auch selbst weiterhin belasten. So reagiert sie auf den depressiven Vater oder die depressive Mutter vielleicht mit Unverständnis und Ungeduld. Das Verhalten des Patienten wird als mangelnde Liebe interpretiert und als unterkühlt empfunden. Dieses Verhalten ist unangebracht und schädlich, wenn es auch meist wegen der Hilflosigkeit und Ratlosigkeit der Angehörigen verständlich ist. Der depressive Patient ist oft ein schwieriger, selbstgequälter Patient. Kinder sollte man darüber aufklären, daß das Launische, Gequälte, Pessimistische, Wechselhafte Teil der Erkrankung ist.

Für die Familie und nähere Bekannte depressiver Menschen ist erst einmal wichtig, daß der Zustand nichts mit Faulheit, Trägheit, Schwäche, Versagen oder mangelndem Willen zu tun hat. Sie können einfach nicht anders. Es ist daher falsch, den depressiven Ehepartner z. B. aufzufordern, sich zusammenzureißen und endlich irgend etwas zu tun. Äußerungen wie: „Das geht schon wieder vorbei", „Ist ja alles halb so schlimm", „Ruh' Dich aus, dann geht's schon wieder", „Mir geht's auch nicht immer gut", „Du mußt nur wollen" u. a. führen dazu, daß die Depression sich eher noch verschlimmert. Familie und depressiver Mensch entfremden sich damit noch mehr.

Wichtig ist, den Menschen in einer Depression anzuerkennen; anzuerkennen, daß die Schwierigkeiten und die tief-

14

traurigen Gefühle tatsächlich da sind, schmerzlich sind, weh tun und nicht aus bösem Willen heraus bestehen. Depressive Menschen wollen den anderen nichts Böses tun, auch wenn sie gereizt sind. Sie können im Zustand der Erkrankung nicht anders. Deshalb ist die Annahme, sie selbst seien schuld, völlig fehl am Platz.

Depressive Stimmungen sind auch nicht so einfach zu überwinden. Dies braucht viel Zeit und Kraft. Geduld und Verständnis der Angehörigen sind die wichtigsten Hilfen im familiären Kreis. Mitfühlen, Hoffnung machen und Zukunftspläne schmieden ist besser als bedauern und bemitleiden.

Oberflächliche Ablenkungsversuche und Versuche, die Depressiven aufzuheitern, sind falsch. In die Ferien zu fahren oder sie in eine fremde Umgebung zu schicken, ist ebenfalls schlecht. Die Angehörigen müssen sich erst einmal damit abfinden und ertragen, daß der Depressive wie gelähmt und ohne Interesse an den Dingen des Lebens ist. Das ist hart und belastend für die Familie.

Doch wie depressive Erkrankungen entstehen und wie sie verlaufen, weiß man heute recht gut. Sie können behandelt werden und gehen vorüber. Hilfen sind möglich, Heilungsaussichten sind günstig.

Der depressive Mensch in Partnerschaft und Ehe

In der Partnerschaft oder Ehe treten durch die Depression erhebliche Probleme auf. Interesselosigkeit, Gleichgültigkeit und Hoffnungslosigkeit des Depressiven können das Leben zwischen beiden Partnern abkühlen und verarmen

15

lassen. Beweise der Liebe und Zuneigung, sexuelles Interesse und Attraktivität werden geringer. Ja, sie verschwinden mitunter ganz und können sogar vorübergehend in Abneigung und Abwehr münden. Äußerungen und Vorwürfe der Lieblosigkeit, der Untreue, der Fehler und Vortäuschungen sind durch die Depression verursacht. Der Mensch beurteilt die Dinge verzerrt und nicht mehr wirklichkeitsgerecht. Er sieht wie durch eine schwarze Brille. Es gibt Fehlbewertungen, Umdeutungen und häufig Selbstanklagen bei depressiven Zuständen. Dies zerrt an den Nerven der Partner.

Die Enttäuschungen und Belastungen der Partner werden manchmal so groß, daß sie ausbrechen und aufgeben wollen. Gemeinsame Beratung der (Ehe-) Partner oder der Familie können dabei helfen, diese drohenden Gefahr abzuwenden.

Der depressive Mensch im Freundes- und Bekanntenkreis

Der depressive Patient hat meist Schwierigkeiten, mit Freunden oder Bekannten zurechtzukommen. Durch sein Jammern und seine Traurigkeit steckt er andere an, die ihn dann vielleicht zu meiden versuchen. Auch kann er Unternehmungen bremsen, weil er einfach nicht richtig teilnehmen kann. Auch Überempfindlichkeit, gereizte Stimmung können die Schwierigkeiten verstärken. Hier heißt es, den Patienten wieder behutsam dem Freundeskreis zuführen und langsam mehr und mehr Unternehmungen (z. B. Feiern) planen, ohne ihn zu überfordern. Nicht zuviel auf einmal verlangen!

16

Der depressive Mensch im Beruf

Er ist weniger arbeitsfähig als andere. Manche können gar nicht mehr arbeiten, weil ihnen der Schwung und die Energie fehlen. Sind depressive Menschen noch im Beruf tätig, so fällt es ihnen ungeheuer schwer, sich zu konzentrieren und die Arbeit zu bewältigen, was manchmal wie Trägheit oder Faulheit aussieht. Die Dinge scheinen ihm über den Kopf zu wachsen. Andere Patienten lassen sich leicht überfordern und unnötigerweise überlasten durch Aufgaben, die vielleicht andere ausführen sollten. Hier heißt es zunächst Entlastung zu schaffen und Mut zu machen, auch einmal „nein" zu sagen, wenn dies erforderlich ist.

Der ältere Mensch in der Depression

Ältere Menschen sind oft allein, haben keine Aufgaben und Pflichten mehr und sind kränklich geworden. Durch schlechtes Sehen und Hören fällt es ihnen schwer, mit anderen Menschen zusammen zu sein und dabei Freude zu erleben. Sie isolieren sich mehr und mehr, ihre Stimmung sinkt, sie gehen kaum mehr aus dem Haus, und ihr Zustand verschlimmert sich. Manche sind grantig, nörgeln oder sind unzufrieden. Auch dies können Anzeichen einer depressiven Verstimmung sein. Diese Menschen sollten aufgemuntert werden, irgendetwas zu tun, was ihnen Spaß machen könnte. Oft zeigt sich dann, daß der ältere Mensch mehr zu tun imstande ist, als er selbst (oder seine Umgebung) glaubt. Aufgaben und Unternehmungen sind wichtig.

Der Patient sollte nicht vergessen, zum Arzt zu gehen, damit seine körperlichen Beschwerden behandelt werden. Eine Depression bessert sich oft, wenn die durch die körperliche Krankheit bedingten Schmerzen nachlassen. Auch kann sich eine körperlich verursachte Depression dadurch bessern.

Hier sei nochmals daran erinnert, daß Bemitleiden und eine Haltung des „Etwas-*für*-den-älteren-Menschen-machen" das Gegenteil von dem erzeugt, was sie erreichen wollen. Gemeinsam, d. h. *mit* dem depressiven Menschen *zusammen* etwas tun, ist richtiger.

Was sind die Ursachen einer Depression?

Jeder von uns unterliegt im Laufe eines Lebens sehr niedergedrückten Stimmungen. Dennoch werden „nur" wenige (aber noch viele genug!) so schwer davon mitgenommen, daß sie medikamentöse oder psychotherapeutische Hilfe brauchen. Zahlreiche Menschen müssen sogar vorübergehend in einer Klinik behandelt werden. Es gibt eine Reihe von Gründen, die eine Depression verursachen können. Heute weiß man schon sehr viel mehr als früher, wie sie zustande kommt.

Vererbung

Depressionen treten oft gehäuft in ein und derselben Familie auf. Menschen, in deren Familiengeschichte Depressionen aufgetreten sind, sind anfälliger für die Erkrankung. Das bedeutet, daß über die Erbanlagen eine Weitergabe

18

der Depression oder zumindest der Anfälligkeit für eine
Depression erfolgen kann.

„Körpersäfte" (Neurotransmitter, Hormone)

Eine zweite Vermutung geht in die Richtung, daß chemi-
sche Vorgänge im Gehirn Depressionen verursachen können. Ganz bestimmte Stoffe an den Nervenzellen können
verändert sein und damit Depression auslösen.

Eine Verbindung der ersten Vermutung („Erbanlage") und
der zweiten Vermutung („Körpersäfte") ist möglich. Es
können durch erbliche Einflüsse Stoffwechselentgleisun-
gen im Gehirn angelegt sein.

Charakter, Persönlichkeit

Es gibt Menschen, die übergroßen Wert auf Leistung legen
und an sich selbst zu hohe Anforderungen stellen. Alles
muß perfekt sein. Diese Menschen haben einen zu hohen
Anspruch an sich selbst. Sie überspannen den eigenen Bo-
gen. Es kommt immer wieder zu tiefen Enttäuschungen
und Niedergeschlagenheit, weil die Erwartungen an sich
selbst zu hoch sind. Zwischen diesen Persönlichkeitszü-
gen und Depressionen gibt es einen Zusammenhang.

Streß, Überforderung

Depressionen können auch eine Reaktion auf Belastungen
sein. Wissenschaftler haben festgestellt, daß in der Zeit,
bevor eine Depression ausbricht, ganz besonders viele und

ganz besonders schwerwiegende Ereignisse durchlebt wurden. Die Belastungen sind oft stark. Es tritt Überforderung, fehlende Kontrolle und Hilflosigkeit ein. Der Mensch reagiert dann mit einem depressiven Zusammenbruch.

Lernen, fehlendes Zutrauen und Können

Manche Menschen erkranken an Depression, weil sie in früher Kindheit oder auch später von den Eltern oder der Familie nicht geliebt und angenommen wurden. Was jeder Mensch braucht, Liebe und Zuwendung, wurde ihnen versagt. Das schafft Unsicherheit, Minderwertigkeitsgefühle auch im späteren Leben. Oft redet und lebt die Familie in einer Weise miteinander, die gerade gegenüber dem depressiven Menschen ablehnend, strafend und wenig positiv ist. Andere Menschen haben in ihrer Familie nicht erfahren, wie man mit Menschen umgeht oder wie man Freunde gewinnt. Sie haben nicht erfahren, wie man mit anderen gut zurecht kommt. Sie haben auch nicht gelernt, wie man sich richtig durchsetzt und auch seine eigenen Wünsche in der richtigen Weise erfüllen kann. Mehr und mehr Enttäuschungen sind die Folge.

Pessimistisches Denken, Selbstzweifel

Depressive Menschen glauben, daß sie „Verlierer" sind und immer sein werden. Depressive sehen die Ereignisse und Erfahrungen in düsterem Licht. Das, was sie täglich erfahren, sehen sie wie durch eine geschwärzte Brille, doch ist diese Sichtweise oft unrichtig, verfälscht. Solche Menschen haben meist unerfreuliche, pessimistische Ge-

20

danken über sich und die Welt. Vieles wird abgewertet, herabgesetzt und nicht so gesehen, wie es wirklich ist. Es führt dazu, daß sie sich nicht richtig freuen können, sich deprimiert, traurig und niedergedrückt fühlen, auch wenn es eigentlich keinen Grund dazu gibt. Die düsteren Gedanken halten sie dann davon ab, sich mit angenehmen Dingen zu beschäftigen, die bessere Stimmung bringen könnten. Beschäftigen sich Menschen nicht, entsteht der Glaube, sie haben mit den negativen Gedanken und Abwertungen recht und werden noch weniger unternehmen. So verstärkt das eine das andere („depressive Spirale").

Licht, Dunkelheit, Winter

Bei uns allen nimmt das Sonnenlicht Einfluß auf unsere Stimmung und unseren Antrieb. Einige sind da besonders empfindlich. Besonders im Winterhalbjahr und an langen, grauen, dunklen Tagen kann das dann zu Depressionen führen.

Welche von den genannten Ursachen ist nun die zutreffende?

Darauf gibt es keine eindeutige Antwort. Alle können zusammenwirken; im einen Fall überwiegt mehr die eine Ursache, im anderen Fall ist es eine andere. Einmal ist mehr das Seelische der Grund, im anderen sind es die „Körpervorgänge", und beide können sich gegenseitig beeinflussen. Bei bestimmten Formen depressiver Erkrankungen werden die körperlichen Ursachen oder physikalische Einflüsse (Lichtmangel) im Vordergrund stehen. Bei anderen Depressionen sind es mehr der Streß und pessimistische Gedanken. Daher ist die Behandlung auch unterschiedlich. Der Arzt oder der Klinische Psychologe /Psychotherapeut wird im Einzelfall entscheiden, welche Behandlung zu erfolgen hat. Es ist jedoch immer wichtig, daß eine medikamentöse oder physikalische Behandlung durch eine psychotherapeutische Hilfe ergänzt wird, ebenso wie eine Psychotherapie unter Umständen einer medikamentösen Ergänzung bedarf.

Was kann man gegen Depressionen tun?

Es gibt zwei wesentliche Behandlungsformen:

- die Behandlung mit Medikamenten (mit sogenannten Psychopharmaka)

- die psychotherapeutische Behandlung (Kognitive Verhaltenstherapie, tiefenpsychologische Therapien)

Auf beiden Gebieten wurden in den letzten Jahren große Fortschritte erzielt. In der Praxis steht die Behandlung mit Medikamenten – sogenannten Antidepressiva – an erster Stelle. Sie werden mit gutem Erfolg eingesetzt. Daneben kann die Aussprache mit dem Arzt sehr hilfreich sein. Psychotherapeutische, insbesondere verhaltenstherapeutische Maßnahmen sind heute noch viel zu selten, obwohl die Kosten von den Krankenkassen übernommen werden und sich als gleich wirksam wie die Medikamente erwiesen haben.

Daneben gibt es die Behandlung mit Licht, durch Schlafentzug und die Elektrokrampfbehandlung. Diese Therapien werden jedoch nur bei ganz besonderen Formen der Depression eingesetzt.

Depression ist, wie wir sahen, ein häufiges Problem. Gleichzeitig ist es ein psychisches Problem, das gut und mit Erfolg zu behandeln ist. Es ist eine sehr schmerzliche, bedrükkende, aber keine lebensbedrohliche Erkrankung.

Folgende Grundsätze sollten beachtet werden:

1. Das erste, was zu tun ist, ist einen Arzt aufzusuchen und mit ihm über die eigenen Schwierigkeiten offen zu reden.

2. Eine Untersuchung des ganzen Körpers ist wichtig. Damit wird geklärt, ob man körperlich krank ist oder nicht. Häufig führt das Wissen, daß körperlich alles in Ordnung ist, dazu, daß wir uns besser fühlen und eine bedrückende Sorge weggenommen ist.

3. Ein oder mehrere ausführliche Gespräche mit einem Arzt oder Psychologen sind notwendig und hilfreich. Die Unterstützung und das Verständnis einer Fachperson sind wichtige Hilfen. Es ist immer erleichternd, mit jemandem über seine Probleme zu reden.

4. Der Kontakt zum Arzt bzw. Psychologen sollte vor allem zu Beginn einer Erkrankung sehr häufig sein. Bereits ein tägliches, kürzeres Gespräch am Telefon kann helfen. Diese häufigen Kontakte sind für die Überwindung quälender und selbstzerstörerischer Ideen und Gedanken und zur Stärkung des Selbstwertgefühls wichtig. Der depressive Mensch wird dadurch selbstbewußter.

5. Die Behandlungsdauer liegt meist zwischen drei und sechs Monaten. Die Wirkung sowohl der medikamen-

tösen als auch der psychotherapeutischen Methoden setzt nicht sofort ein. Es dauert eine gewisse Zeit. Man sollte deshalb nicht zu schnell eine Besserung erwarten, sondern Geduld haben.

6. Es gibt verschiedene Arten von Medikamenten, vor allem viele Neuentwicklungen. Diese antidepressiven Mittel haben unterschiedliche Wirkungen und müssen für den persönlichen Fall geeignet sein. Daher sollten nie irgendwelche antidepressiven Medikamente genommen werden, sondern nur die persönlich vom Arzt verschriebenen.

7. Für die erfolgreiche Behandlung ist es notwendig, daß die Medikamente regelmäßig und über einen vom Arzt bestimmten Zeitraum eingenommen werden. Selbständig Medikamente abzusetzen und bei Verschlechterung dann wieder einzunehmen, ist wenig hilfreich und unter Umständen sogar schädlich.

8. Bei zyklisch verlaufenden depressiven Erkrankungen (Depressionen mit Manien) ist eine lang andauernde und regelmäßige Einnahme von Lithium für die Vorbeugung bisher die erfolgreichste medizinische Behandlungsform.

9. Eine medikamentöse Behandlung sollte mit persönlichen Gesprächen verbunden sein. Medikamente allein helfen vor allem langfristig nur bei wenigen Formen der Depression. Vor allem können Nebenwirkungen der Medikamente auftreten, auf die rasch reagiert werden muß.

10. Die Erlebenswelt des depressiven Menschen ist eingeengt. Sein Inneres nimmt nur noch einen Ausschnitt auf und viele Dinge, auch angenehme, gehen an ihm vorüber. Vieles ist ihm verschlossen. Daher ist es not-

wendig, die große Zahl vorhandener Möglichkeiten zur Betätigung wieder zu sehen und erneut auszuprobieren. Die Erfahrung mit neuen Betätigungen, das Erproben bekannter Aktivitäten wirkt gegen Niedergeschlagenheit und Hoffnungslosigkeit. Meist ist vor allem der erste Schritt sehr schwer. Nach und nach fällt es leichter und es kann wieder mehr in Angriff genommen werden. Es gibt immer Schwankungen im Befinden. Der Depressive sollte sich dadurch nicht seine Hoffnung nehmen lassen, denn insgesamt führt der Weg nach oben.

11. Die Depression vereinsamt Menschen. Die vorsichtige Aufnahme von Gesprächen und das Wiederanknüpfen von mitmenschlichen Kontakten mit Kindern, Nachbarn, Bekannten und (früheren) Freunden ist sehr wichtig. Einen früheren Freund/Freundin mal anzurufen kann helfen. Auch ein kurzes Gespräch ist wertvoll, ebenso eine Unterhaltung mit dem Nachbarn über eine Fernsehsendung, seine Hobbies oder seinen Beruf.

12. Sich zu Hause verkriechen und völlig ohne Beschäftigung den Tag zu verbringen, verstärkt die depressive Stimmung. Eine leichte Beschäftigung, auch eine kurze Zeitspanne hindurch, sollte aufgebaut und beibehalten werden. Ein Plan zur Ausgestaltung des Tages und einer ganzen Woche ist eine weitere hilfreiche Möglichkeit. Dem Depressiven fällt es häufig schwer, einen Tagesablauf zu planen und zu organisieren. Ein vorher gemeinsam mit ihm, dem Therapeuten und dem Partner überlegter Plan hilft über diese Schwierigkeiten hinweg. Wichtig bei dieser Planung ist, daß der depressive Patient dabei nicht überfordert wird. Daher sollten auch „kleine" Dinge (wie Aufstehen, Zeitung lesen usw.) mit aufgenommen werden.

13. Das Einhalten des Plans ist keine Selbstverständlichkeit. Jede Aktivität, jede Veränderung ist ein Erfolg, eine positive, wichtige Sache. Auch auf die scheinbar selbstverständlichste Sache darf man stolz sein und Anerkennung erwarten. Anerkennung (auch Selbst-Anerkennung) ist wichtig auf dem Weg zur Überwindung der Depression. Depressive Menschen starten von einem kranken, beeinträchtigten Niveau.

14. Es gibt mehr Dinge am Tag, die einem Freude bereiten oder die man bewältigt, als man wahrhaben will. Sich dies klarzumachen, ist eine weitere Hilfe. Dazu sollte man alle Ereignisse eines Tages aufschreiben. Diejenigen Dinge, die eine Bewältigung einer Sache, einer Situation bezeichnen, erhalten ein „E" (=Erfolg); diejenigen, die Vergnügen bereiten, ein „V". Dabei werden depressive Menschen entdecken, daß sie viele „E" haben, ohne gleich „V" zu erfahren.

15. Negative Gedanken über sich selbst („Ich habe versagt."), Selbstkritik („Ich müßte viel bessere Arbeit leisten.", „Ich bin faul."), negative Erwartungen für die Zukunft („Ich schaffe das doch nicht. Es ist sinnlos."), Abwertungen der alltäglichen Erfahrungen („Das war doch nichts besonderes.") und Überbewertungen von Mißerfolgen (z.B. „Ich bin noch nicht mal in der Lage, mir eine Telefonnummer zu merken. Alle sind gegen mich!") sind kennzeichnend für eine Depression. Es ist wichtig, sich auch bewußt zu machen, daß diese fortwährenden Gedanken in ihrer negativen Färbung der Wirklichkeit nicht angemessen sind.

Eine Hilfe zum Erkennen und Verändern solcher schädlicher Gedanken ist, sie aufzuschreiben. Dafür muß man wissen, daß depressive Stimmungen nicht unmittelbar in einer bestimmten Situation auftreten.

Es sind immer unsere Gedanken beteiligt. Meistens natürlich unbewußt und unbemerkt. Man kann sich dies in einer Kette vorstellen:

Situation (A)	Gedanken (B)	Gefühl (C)
Ein Berg Arbeit liegt vor mir.	Das schaffe ich niemals. Ich bin unfähig.	niedergeschlagen

Empfunden wird die depressive Stimmung (C) aufgrund eines Erlebnisses (A). Daß dabei negative, pessimistische Gedanken und Bewertungen (B) mit im Spiel waren, wird übersehen. Diese Gedanken kann man sich klarmachen, wenn man versucht, Erlebnisse nach den beteiligten Gedanken abzufragen, schriftlich festzuhalten: Was ging in meinem Kopf vor? Was bedeutet mir das, was passiert ist? Man kann dies auch in einem Tagebuch niederschreiben.

16. Die aufgeschriebenen Gedanken und die negative Sicht und Beurteilung von Ereignissen sind häufig wenig wirklichkeitsnah. Sie sind einseitig, das Positive und Gute wird ausgeschlossen. Die Beurteilung und Sichtweise kann man sogar als „falsch" bezeichnen. Solche „falschen" und einseitigen Gedanken müssen überlegt und andere, bessere, wirklichkeitsgerechtere Gedanken müssen gefunden werden. Dies hat sich als ganz wichtiges und hilfreiches Verfahren bei der Behandlung von Depression herausgestellt. Dabei ist wichtig, daß Änderungen im Denken, in der Selbstbeurteilung nicht leicht sind, lange dauern und trainiert werden müssen.

17. Auch bei psychotherapeutischen Hilfen gilt, daß nicht sofort Linderung der Depression eintritt oder die Depression wie weggeblasen ist. Es braucht eine gewisse Zeit. Die Mitarbeit und das Einhalten der Abspra-

chen mit dem Therapeuten ist dafür eine entscheidende Sache. Wenn einmal ein Mißerfolg oder ein Rückschlag auftreten sollte, dann ist das nicht schlimm; insgesamt geht es aufwärts.

18. Der Kontakt, auch der telefonische, des Depressiven mit Freunden und Angehörigen kann hilfreich sein, ebenso wie eine Einladung, ein Brief oder eine Karte. Das Reden über angenehme Dinge der Vergangenheit und Gegenwart oder über alltägliche Dinge (wie Sport, Fernsehen, Filme, Garten), nicht über den eigenen Zustand, verschafft Erleichterung.

Was sollte man nicht tun?

Man sollte (als Betroffene/r und Angehörige/r) an einige Dinge denken, die eine Depression sogar verschlechtern können:

1. Man sollte nicht an den Willen der Depressiven appellieren. Gerade das „Nicht-Wollen-Können" ist ein Anzeichen einer Depression.

2. Es ist falsch, zu moralisieren oder gar Vorhaltungen zu machen. Durch moralischen Druck (z. B. „Du vernachlässigst die Familie.") werden Depressive in ihrem negativen Denken sogar noch bestärkt und die Depression verlängert.

3. Selbstmord-Andeutungen dürfen nicht leicht genommen werden. Damit sind immer ernsthafte Schwierigkeiten verbunden. Das Thema Selbstmord und Hoffnungslosigkeit zu meiden ist jedoch auch falsch. Offene und direkte Aussprache ist hilfreich.

4. Depressive Menschen belasten. So zu empfinden, kann Angehörigen nicht verübelt werden. Doch dabei ist zu bedenken, daß die Depression der niedergedrückten Person selbst lästig und sehr schmerzlich ist. Depressive Menschen leiden. Werfen wir ihnen die Belastung vor oder zeigen wir sie ihnen durch unser Verhalten, dann finden die pessimistischen und düsteren Gedanken der Depressiven wieder Bestätigung. Sie meinen ja von sich selbst, daß sie anderen zur Last fallen und zunächst dagegen nichts unternehmen können.

5. Mitmenschliche Kontakte in der bekannten Umgebung sind mit die besten Hilfen. Depressive alleine zu lassen oder den Kontakt mit ihnen einzuschränken, ist daher schlecht und schädlich. Depression ist die „Abwesenheit" der Welt, der anderen, vor allem der vertrauten Menschen. Dies sollte daher durch das Verhalten der (Ehe-) Partner und der Familie nicht bestätigt werden.

6. Depressive zur Erholung in Urlaub zu schicken, ist falsch. Die pessimistischen und düsteren Gedanken und Gefühle werden durch das Abgeschnittensein verstärkt. Neue Kontakte können wegen der Depression nur schwer gefunden werden.

7. Wichtige Entscheidungen sollten während einer Depression unter keinen Umständen gefällt und möglichst bis nach der Besserung aufgeschoben werden.

Kann man Depression vorbeugen?

Auf jeden Fall! Wie wir in dieser Broschüre sehen, werden alle depressiven Erkrankungen durch den Menschen und seine Umgebung ausgelöst, beeinflußt oder auch verursacht. Es lassen sich daher eine ganze Reihe von Empfehlungen geben, die vor einer erneuten Depression schützen:

1. Ausreichend Zeit für Entspannung und Abwechslung einplanen. Diese Zeit genauso exakt einhalten wie die Arbeitszeit.

2. Sich richtig zu entspannen, kann man lernen. Viel Streß wird damit schon leichter ertragbar.

3. Täglich sportlicher Ausgleich und Bewegung (z. B. Spaziergang, Schwimmen) tut gut, und man schläft besser.

4. Kontrolle über belastende und aufreibende Ereignisse ist durch Planung und Einhalten von Pausen möglich.

5. Es sollten in kurzer Zeit nicht zu viele „belastende" Dinge unternommen werden (z. B. Wohnungsrenovierung, Arbeitsplatzänderung, Umzug oder Heirat innerhalb eines Jahres).

6. Gesunde und richtige Ernährung. Ihr Arzt und zahlreiche Bücher können ihnen dabei gute Ratschläge erteilen.

7. Die eigenen Gedanken und Bewertungen eines Erlebnisses beachten. Wenn plötzlich wieder ein niedergeschlagenes, hilfloses Gefühl auftritt, sollte dies ein Zeichen sein, die pessimistischen, düsteren automatischen Gedanken und die Lebensweise zu betrachten. Möglicherweise sind sie wieder in die alten Muster zurückgerutscht. Frühe Korrekturen sind einfacher als späte.

8. Spannungen und Unzufriedenheit in der Partnerschaft, Ehe und Familie sollten nicht unter den Teppich gekehrt werden, sondern gemeinsam besprochen werden. Auch dafür gibt es Hilfen bei Psychologen, Psychotherapeuten und bei Beratungsstellen.

9. Kontakte zu Freunden, Bekannten und Nachbarn sollten gepflegt werden. Häufig haben wir durch die Arbeit und die familiären Verpflichtungen keine Zeit mehr dafür. Frühere Kontakte „schlafen ein", wie man so sagt. Achten Sie darauf, daß dies nicht passiert. Bekannte, Nachbarn, Freunde sind genauso wichtig wie Urlaub, Ausspannen, Ablenkung, Familie und Arbeit.